SUR LA CONTAGION.

LYON,

IMP. DE MARLE, ÉDITEUR DU JOURNAL DE MÉDECINE,

RUE SAINT-DOMINIQUE, 13.

SUR

LA CONTAGION.

Par le docteur Félix Jacquot,

CHIRURGIEN DE L'HÔPITAL MILITAIRE DE LYON, MEMBRE DE PLUSIEURS

SOCIÉTÉS SAVANTES.

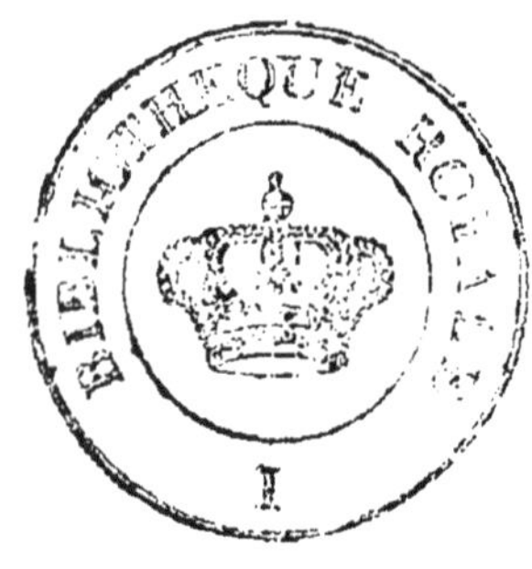

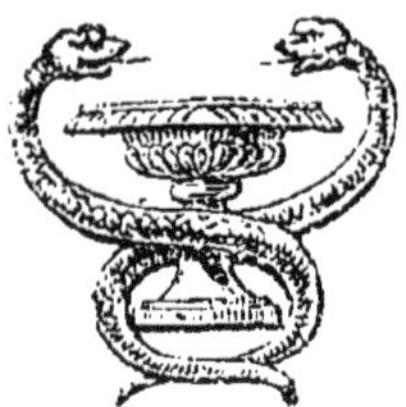

PARIS.	LYON.
J.-B. BALLIÈRE, LIBRAIRE,	SAVY JEUNE, LIBRAIRE,
Rue de l'École-de-Médecine, 13 bis.	Quai des Célestins, 18.

1844.

SUR

LA CONTAGION.

Par le docteur Félix Jacquot,

CHIRURGIEN DE L'HÔPITAL MILITAIRE DE LYON, ETC.

La grande dispute médicale dans laquelle on vit les idées les plus outrées et les plus disparates proclamées tour-à-tour ou simultanément par les contagionistes et les anti-contagionistes, et dont l'origine remonte à Fracastor , s'est insensiblement apaisée et paraît à peu près éteinte aujourd'hui. Ce sujet n'a pourtant pas été décidé de manière à permettre à chacun d'avoir une opinion facile et définitive sur la question qui nous occupe, sous le rapport théorique ; et, sous le point de vue pratique, nous ne sommes guère plus avancés, car la détermination du caractère contagieux ou non contagieux d'une maladie est certes l'un des points sur lesquels on est le moins d'accord. Sans doute le monde médical n'est plus agité par des dissentions pareilles à celles des wigs et des toris , des Guelphes et des Gibelins, selon la comparaison de Fodéré (1) ; mais chacun n'en conserve pas moins silencieusement ses opinions, et ces opinions sont variées à l'infini. Si la tribune académique ne retentit plus de ces débats, c'est que la part de la théorie a été faite, mais non parce que la question a été tranchée, et les mesures prophylactiques générales, c'est-à-dire les conséquences pratiques de la plus haute portée sont à l'ordre du jour depuis que M. Chervin a donné l'éveil; la chambre des députés s'occupe aussi activement de cette question que notre académie de médecine.

A Dieu ne plaise que je cherche à réveiller ces dissentions, je ne m'en sens ni la volonté, ni la puissance. Mais comme, à notre sens, les divergences tiennent à une erreur capitale, fondamentale, qu'il suffit de signaler et de faire ressortir pour éviter désormais tout conflit, pour concilier les partis divers, pour expliquer ce dont ni les uns ni les autres n'ont pu se rendre compte ; comme, d'ailleurs, la pratique pourra, après la démonstion que nous essayons, agir d'après des principes exacts et établis positivement, nous croyons être autorisé, à plus d'un titre, à revenir sur ce sujet litigieux ; notre science pourra y gagner beaucoup en certitude, aux yeux de l'homme de l'art, comme aux yeux des gens du monde. N'est-il pas déplorable, en effet, de voir que, sur plus d'un tiers des maladies, les médecins ont, quant au caractère contagieux ou non contagieux, des opinions diamétralement opposées ; et en considérant que des hommes si recommandables figurent dans l'un

(1) Fodéré. *Leçons sur les Épidémies et l'Hygiène publique*, tom. 1er, pag. 188.

et l'autre camp, n'est-on pas porté à se demander si l'expérience n'est pas une chimère, l'observation une chose illusoire et la connaissance des travaux de nos devanciers une étude propre seulement à jeter le doute et l'incertitude dans notre esprit. Une telle conclusion serait un outrage insigne à l'intelligence humaine et à la certitude de la médecine en particulier. Mais nous espérons prouver que cela tient à l'acceptation d'un principe faux, d'où partant, on n'a pu que s'égarer dans la voie de l'erreur.

Or, pour nous énoncer explicitement, voici la faute : on croit qu'une maladie est, par sa nature, exclusivement contagieuse ou non contagieuse; il n'en est rien. La contagion, caractère éventuel, peut se joindre à beaucoup de maladies, peut manquer dans les cas où elle s'observe le plus communément, peut advenir dans des affections qui en paraissent peu susceptibles. Il eut mieux valu, conséquemment, laisser les choses au point où elles étaient du temps d'Hippocrate et de Galien, que d'édifier la grande doctrine (Fracastor) qui scinde les maladies en deux classes, cela d'après un caractère éventuel, une probabilité. Les anciens avaient des connaissances fort vagues sur le sujet qui nous occupe; les modernes en ont d'erronées. Je prie de prendre cette épithète comme une qualification générale, car nous démontrerons que nos idées sont loin d'être révolutionnaires, que notre part, en un mot, consiste à formuler net et sans restriction une vérité vers laquelle notre époque gravite incessamment, un principe vers lequel tendent plus ou moins positivement un grand nombre d'auteurs, souvent à leur insu, il est vrai, et tout en protestant de leur fidélité aux croyances anciennes.

Quant à l'infection, nous ne la respecterons pas davantage , prise du moins dans le sens qu'on lui donne ordinairement ; nous verrons qu'elle a été établie et reçue pour combler le vide laissé entre les maladies contagieuses et non contagieuses.

Jetons un coup d'œil sur l'histoire de la contagion.

Nous ne dirons qu'un mot des anciens. Hippocrate, Galien , Avicenne ne nous offrent nulle part, dans leurs ouvrages, la division des maladies en contagieuses , infectieuses, non communicables. Tout ce que le premier a dit sur ce sujet (1) c'est que les épidémies sont dues à une viciation particulière de l'air. Le *quid divinum* du vieillard de Cos, est un aveu de son ignorance sur ce point. Avicenne semble parler de l'infection dans l'histoire de la peste qu'il nous trace si habilement.

Fracastor vint (2) au milieu du XVIᵉ siècle , et, comme nous l'avons dit , établit que les maladies sont nécessairement contagieuses ou non contagieuses, selon qu'il y a ou non un germe produit par ces maladies. Fracastor n'en fait pas moins jouer un rôle important à la putréfaction qui , selon lui , est la cause principale , mais ne suffit pas seule, puisqu'il faut concurremment la possibilité de la production d'un germe. Nous n'entreprendrons point l'analyse de l'œuvre de Fracastor; cet élégant écrivain est trop connu pour cela. Nous reviendrons d'ailleurs sur ses idées , à propos de M. Nacquart qui les a reproduites de nos jours.

(1) Hippocrate, *Traité des vents*. Ouvrage qui lui est contesté.

(2) Hieronymi Fracastori Veronensis *opera omnia* , vide : *de contagione, libri tres*. Venetii , 1555.

La théorie du médecin italien eut un retentissement européen. Les uns l'acceptèrent comme une chose acquise à la science, comme une vérité incontestable et inamovible. Palmarius (1), dans son livre sur les maladies contagieuses, ne songe même plus à définir ce qu'il entend par contagion ; la doctrine de Fracastor est sa pierre angulaire. Nombre d'écrivains sont dans le même cas. D'autres, au contraire, se jettèrent dans un extrême non moins déplorable que celui que nous signalons. Ainsi, Perlinus (2) se déclare adversaire de toute contagion et soutient son dire, non sans talent et avec grande érudition. Tout en nous représentant la crainte de la contagion tellement invétérée dans les esprits qu'on n'a pas soupçon que le contraire puisse avoir lieu, il professe une incrédulité non moins inouie. Il veut mettre une partie de la communicabilité sous l'influence de l'épidémie et de l'hérédité; la variole et la rougeole ne sont point contagieuses pour lui. C'est à grand'peine que nous trouvons : *Pulchra quædam de lue venereâ, ac rabie, morbis evidenter, licet per accidens, contagiosis.* Du moins, émit-il l'idée profondément juste que la contagion n'est qu'un accident : *Datur contagio impropria et per accidens in morbo et sanitate, corporis dispositionibus.* Pour lui, la santé serait contagieuse comme la maladie. La contagion prenant, sous sa plume, une extension qui la rend tout-à-fait dissemblable de ce que Fracastor

(1) Palmarii Constantini, *de morbis contagiosis, libri septem ;* Francfortii, 1608.

(2) *Hieronymi Perlini prælectiones urbanæ,* vide : *Declamatio adversus morborum contagionem hujusque auctores et fautores Hanovriæ,* 1613.

entendait par ce mot , n'est plus que la possibilité de la communication de l'état d'un corps à un autre corps.

Avec Perlinus , nous devons nommer Fatio (1), le chef des anti-contagionistes, qui se déclara tout d'abord contre Fracastor; à sa suite viendraient J.-B. Montanus, Valeriola , James , etc.

Quesnay (2) , l'un des premiers . a tenté d'établir une différence entre les maladies contagieuses , infectieuses , malignes, surtout sous le rapport du mode de transmission. La contagion est de deux sortes : la première est « la communication des maladies qui s'étendent d'un corps à un autre par la propriété qu'elles ont de multiplier la cause qui les a excitées et de se multiplier elles-mêmes dans d'autres sujets par cette augmentation de cause ; la petite vérole peut fournir un exemple bien sensible de cette espèce de contagion. » La seconde espèce est caractérisée par «la communication d'un mouvement spontané qui s'étend d'un corps à un autre corps susceptible d'un tel mouvement. » Il cite, comme exemple, une parcelle de levain qui a la propriété de faire fermenter en peu de temps une masse considérable de pâte ; un morceau de viande qui se pourrit rapidement dans un air infecté. Il ajoute : « On voit que dans l'une et l'autre espèce de communication dont nous venons de parler , le nom de contagion est restreint à spécifier une propriété par laquelle l'état vicieux d'un corps peut s'étendre à d'autres corps susceptibles du même état. » Vaste défini-

(1) Fatio. *Paradoxes sur la peste* , 1579.

(2) Quesnay. *Mémoires de l'Académie royale de chirurgie;* 1751, tom. 1ᵉʳ , pag, 35.

tion qui comprend la contagion et l'infection des auteurs modernes.

Quoique guidé par l'interprétation de **M.** Bouillaud , la lecture attentive du mémoire de Quesnay , ne nous a montré que des incertitudes et des divagations humori-ques , et nous n'avons pu y trouver nettement formu-lées les distinctions que lui porte le professeur de Paris, savoir : que la contagion ne s'établit qu'entre deux corps vivants , l'un malade , l'autre sain ; que l'infection ou impureté de la masse de nos humeurs sous l'influence d'un air putride en diffère en ce qu'elle peut être causée par les émanations des corps vivants viciés et par les miasmes des corps morts en décomposition (1). Quant à la malignité, pour le dire en passant , c'est , pour Quesnay , une cause affectant de prime-abord le genre nerveux.

Clerc (2) définit la contagion à peu près comme Quesnay : « qu'elle n'est autre chose qu'un progrès de la pourriture ou une propagation des causes d'une mala-die qui a lieu par contact et qui se communique de pro-che en proche ; c'est ainsi qu'une pomme pourrie infecte d'abord ses voisines, celles-ci leurs collatérales et ainsi de suite , jusqu'à ce que tout le tas soit compromis. »

Zimmermann (3) confondait la contagion et l'infec-tion.

L'Encyclopédie voit dans la contagion « la faculté qu'a une maladie de passer d'un sujet affecté à un sujet

(1) Quesnay , *Loco cit.* , pag. 41,

(2) Clerc. *Medicus veri amator ad appollineœ artis alumnos ;* Moscou , *pag.* 174.

(3) Zimmermann. *Traité de l'Expérience* , tom. 2 , pag. 558.

sain, et de produire chez ce dernier une maladie de la même espèce. »

Tel est, en abrégé, l'aperçu des variations qu'a subies la doctrine de la contagion jusqu'au XIXme siècle. Ici se présenteraient de nombreux auteurs que nous n'avons nullement la prétention de passer en revue ; la connaissance des principaux nous suffira. Autour d'eux on pourra grouper ceux dont les opinions se trouvent exprimées dans leurs thèses inaugurales ou dans des ouvrages destinés à un autre enseignement. Multiplier les citations pourrait d'ailleurs devenir périlleux ; car, cette époque nous appartenant toute entière, nous ne voulons pas présenter les auteurs par ordre chronologique, mais bien par genre d'opinion; or, ce classement est fort difficile. Il ne suffit pas, en effet, de prendre en considération la définition seulement, ce qui rendrait la chose fort aisée, mais il faut interpréter le sens général d'articles contenant souvent des allégations disparates. Je suis fort surpris de voir rapprocher, dans un excellent ouvrage (1), MM. Nacquart et Bouillaud, qui sont dans le plus complet antagonisme d'opinion.

Nous exposerons succinctement les idées de Dupuytren, Ozanam, Chomel, Frédéric Dubois, de Hufeland, Fodéré, Rochoux, Bouilland, Ch. Anglada, enfin de quelques autres dont les opinions offrent plus ou moins d'analogie avec les nôtres. Cela fait, nous rechercherons si la théorie de chacun de ces auteurs nous permet d'établir quelque chose de positif, de logique, d'acceptable, et, de l'absence de résultat des travaux de

____

(1) **Monneret** et **Fleury**, *Comp. de Méd. pr.*, tom. 3, p. 463.

tant d'hommes recommandables , travaux basés sur un fait , nous concluerons déjà que ce fait est illusoire.

Pour M. Nacquart (1) , la maladie contagieuse est due à un virus inoculable qui ne peut naître spontanément et qui se communique par contact médiat ou immédiat, mais sans l'intermédiaire de l'air, comme il le dit bientôt. Ce qui restreint les maladies contagieuses plus que ne l'avait fait Fracastor , qui admettait la transmission *contactu*, *fomite*, *ad distans*. L'infection, au contraire , s'exerce sur les particules dont l'air est le véhicule et l'eau le principe d'action.

Mais on ne peut pas inoculer la rougeole ; aussi M. Nacquart doute-t-il qu'elle soit contagieuse. Mais on voit tous les jours des varioles, des scarlatines, etc., se gagner sans contact immédiat ou médiat. Elles devraient donc, par cela seul, être exclues de la classe des maladies contagieuses ; car, comme l'auteur nous l'apprend lui-même , jamais un virus contagieux ne peut se mêler à l'air, excepté cependant le cas où une sorte de pollen contagieux peut voltiger à quelques pouces du malade, comme il y a lieu de croire que cela arrive à l'époque de la desquamation de la scarlatine (p. 50). » Mais encore , comment expliquerez-vous la rage et la ferez-vous contagieuse, vous qui niez que les virus puissent se développer spontanément ? où trouverez-vous le virus de la peste ? M. Nacquart le rencontre dans les bubons et les charbons. Il n'y a qu'un pas, de là, à admettre , avec Giannani qu'il cite et qu'il blâme, que

______

(1) Nacquart. *Hist. des Sc. méd.* ; tom. 6 , 2ᵉ partie ; pᵉ 44 et seq. , t. 24, p. 441. 1814.

la fièvre typhoïde est contagieuse à cause des pétéchies et des sudamina. Il est inutile de discuter longuement un système qui ne soutient pas l'examen, sur lequel chacun sait à quoi s'en tenir aujourd'hui, et dont les conséquences seraient funestes, quant aux mesures prophylactiques générales.

Le seul caractère qui paraisse assez certain pour permettre la scission des maladies en contagieuses et non contagieuses, l'inoculation, a conduit à d'étranges erreurs. Bientôt on voulut établir des groupes, dans lesquels puissent rentrer les maladies que l'observation et le bon sens commandent de rassembler, et l'on invoqua, comme caractères distinctifs, des éventualités, ce qui conduisit à une désespérante confusion.

Dupuytren (1) a été très explicite : « Dans l'infection, dit-il, la cause première du mal est l'action que des hommes réunis et entassés dans des lieux bas, étroits, obscurs et malpropres, que des substances animales ou végétales en putréfaction exercent sur l'air ambiant. Les émanations dont l'air est chargé agissent sur l'homme à la manière d'un gaz délétère. Ce n'est pas ainsi que les choses se passent dans la contagion : ici la maladie, une fois produite, n'a pas besoin, pour se propager, de l'intervention des causes qui lui ont donné naissance ; elle se reproduit, en quelque sorte, par elle-même et indépendamment, du moins jusqu'à un certain point, des conditions atmosphériques. Il se développe, au-dedans de chaque malade, une espèce de germe, de virus, ou

(1) Dupuytren. *Rapport à l'Institut sur un mémoire de M. Costa-Sicre*; 26 septembre, 7 et 2 novembre 1825.

bien il se forme autour de lui une atmosphère chargée du principe de la maladie et , par l'intermédiaire de ce germe , de ce virus ou de ce principe , le mal peut se transmettre à d'autres individus. »

Ozanam (1) s'exprime ainsi : « Nous appelons contage une substance ou agent morbide spécifique qui se communique par le contact d'un corps malade avec un corps sain , par le moyen du système absorbant cutané (et de la respiration , ajoute-t-il , *pag.* 43). La contagion est le mode de propagation du contage. » Il distingue les contages en infectieux ou habitueux , c'est-à-dire , se communiquant par le contact d'une vapeur invisible qui entoure le malade à une très-petite distance. Exemple : peste , fièvre typhoïde , variole , rougeole , scarlatine , dysenterie ; en non habitueux , c'est-à-dire , qui se communiquent sous forme d'un véhicule sensible , comme la vaccine, la variole , la syphilis , diverses affections herpétiques , la gale et l'hydrophobie. Quant à l'infection, « nous appelons infectieux un effluve émané d'un corps malade ou mort de maladie , qui se communique à un individu sain par le véhicule atmosphérique et qui s'introduit , soit par le système absorbant de la peau , soit par la respiration. L'infection est le mode de sa transmission. Ainsi, le typhus , la fièvre jaune , le scorbut sont des maladies infectieuses , parce qu'elles se propagent par des effluves à l'individu qui s'expose à leur influence dans l'atmosphère ou l'air ambiant du malade. »

M. Chomel (2) entend par maladies contagieuses celles

<hr>

(1) Ozanam. *Histoire médicale générale et particulière des maladies épidémiques* , 2me édit. , tom. 1er , pag. 41 , 69.

(2) Chomel. *Path. gén.*, pag. 33.

qui sont créées par des agents morbifiques qui, à la manière des semences végétales , se reproduisent dans le cours de la maladie; de telle sorte que l'individu qui les a reçues les engendre à son tour et peut les transmettre à d'autres individus.

M. Dubois, d'Amiens (1), semble, car il est fort peu explicite, diviser les maladies en trois classes. La première contiendrait les affections dues à un agent spécifique reproductible par l'individu malade; elle correspond aux maladies positivement contagieuses. La seconde , les affections dues également à un agent spécifique, mais non reproductible par l'individu malade ; elle correspond probablement aux maladies infectieuses u à celles auxquelles M. Rochoux accorde un germe facilement destructible. La troisième enfin est constituée par les affections sans cause spécifique.

Les quatre auteurs que nous venons de citer représentent la même opinion, en ce que , pour eux, ce qui constitue la contagion , c'est un agent ou germe qui naît avec des propriétés spécifiques, se propage sans s'altérer , toujours semblable à lui-même et sans l'existence duquel une maladie ne saurait s'appeler contagieuse. Un autre genre d'opinion , dans lequel nous ne retrouverons pas cette exigence, sera représenté par Hufeland, Fodéré, MM. Rochoux , Bouilland, Ch. Anglada.

Hufeland définit la contagion ou le principe contagieux, une maladie subtile qui s'insinue dans le corps vivant et qui peut y produire une espèce déterminée de maladie. Les miasmes des marais sont , suivant cet au-

____

(1) Dubois, d'Amiens. *Path. gén.*, tom. 1ᵉʳ, pag. 71.

teur, des principes contagieux aussi bien que le virus
variolique ou syphilitique. Il admet deux sortes de contagions , l'une vive , l'autre morte. La contagion vive,
produite par un corps vivant , peut avoir lieu dans toutes les maladies où les humeurs sont parvenues à un
haut degré de corruption putride et lorsqu'il y a changement spécifique dans l'état des organes sécrétoires ,
comme dans les humeurs qu'ils sécrètent. Exemple , la
rougeole , la scarlatine.

« Nous donnons le nom de contagion, dit Fodére (1)
au mode par lequel un individu attaqué d'une maladie,
transmet cette maladie à un ou p'usieurs individus , au
moyen d'un principe spécial que nous nommerons élément contagieux , passé d'un corps à un autre corps ,
par le contact immédiat ou médiat. Nous appelons infection (p. 192) le mode par lequel un centre de corruption, aperçu ou non par nos sens , donne aux individus
soumis à son influence l'occasion de contracter une
maladie d'une nature particulière, quand les sujets y sont
prédisposés. »

M. Rochoux (2) s'exprime ainsi : « Nous admettons
la contagion pour toute maladie dans laquelle le corps
du sujet qui est affecté produit un principe susceptible
de communiquer le même mal à un individu sain, quelles
que puissent être d'ailleurs l'origine primitive de ce
principe, les circonstances qui rendent plus ou moins
facile son imprégnation , les voies par où elle a lieu et
la manière dont elle s'effectue. » Ayant ensuite égard

(1) Fodéré. *Loco cit.* Tom. 1 , *pag.* 206.
(2) Rochoux. *Dict. de méd.* ; 2ᵉ édit., tom. viii, *pag.* 501 ;
tom. vxi, *pag.* 391.

au caractère d'inoculation ou de transmission à peu près assurée de certaines maladies (variole, scarlatine, etc,),et à l'absence de ce caractère , dans un grand nombre d'autres affections que beaucoup d'auteurs regardent également comme contagieuses , M. Rochoux établit deux classes de maladies contagieuses : celles qui le sont à l'aide d'un germe persistant, et celles qui ne paraissent pas en avoir ou dans lesquelles , du moins , il est facilement destructible , telles sont les maladies pestilentielles.

M. Bouillaud (1) définit la contagion : « La transmission d'une maladie d'un individu à un ou plusieurs autres par l'intermède du contact médiat ou immédiat. » Nous aurons à revenir longuement sur les idées du professeur de la Charité.

M. Charles Anglada (2), dans une excellente thèse , où se reflète le talent de son illustre père , thèse que nous avons consultée avec toute l'attention qu'elle mérite , appelle contagion : « Le mode en vertu duquel un individu malade communique sa maladie à un ou plusieurs individus , au moyen d'un agent matériel qui , étant le produit d'une élaboration morbide, fait naître chez ceux qu'il atteint par contact médiat ou immédiat , pourvu qu'ils soient disposés convenablement, une maladie semblable à celle dont il provient. »

Je trouve , dans les thèses de Paris , troises sais sur la contagion, dans lesquels les auteurs, MM. Chabrat (3),

<hr>

(1) Bouillaud. *Dict. de méd. et de chir. pr.*. tom. v , *pag.* 422.
(2) Ch. Anglada. *Thèses de Montpellier* ; 1822 , in-8° , *pag.* 19.
(3) Chabrat ; 1810 , n° 7.

Breton (1), le Prédour (2), faisant abstraction de l'origine de la maladie, comme ceux que nous venons de citer, exigent pour sa contagionité, la sécrétion, l'élaboration, pendant la vie, d'une matière, d'un agent quelconques.

Si la dichotomie fondamentale des maladies en contagieuses et non contagieuses est fondée, nous avons, ce me semble, cité assez d'auteurs ayant écrit à ce sujet, pour nous en former une idée claire et précise. Mais, hélas ! il est loin d'en être ainsi, et l'incertitude est en raison directe des livres qu'on compulse dans le but de s'éclairer.

Les maladies contagieuses sont-elles seulement celles qu'on peut inoculer, comme le prétend M. Nacquart ? Personne n'est plus de cet avis. Voyons si les auteurs dont nous avons fait le second groupe, ont été plus heureux.

Ce qui, pour eux, constitue la contagion, c'est moins la transmission de la maladie d'un individu à un autre que la préexistence d'un germe toujours semblable, cause déterminante. Ainsi, une dysenterie se développe sous une certaine influence; les dysentériques sont évacués sur un hôpital éloigné et communiquent la maladie. Eh bien ! ce sera par infection et non par contagion, vu qu'il n'y a pas de germe dans la dysenterie et que, de plus, autre circonstance sur laquelle insistent ces auteurs, elle a été primitivement produite par l'exposition aux effluves de corps privés de vie en décomposi-

----

(1) Breton ; 1810 , n° 83.
(2) Le Predour ; 1813 , n° 79.

tion. Mais, l'existence d'un germe ne saurait être prise pour point de départ, à moins qu'on ne veuille se baser sur l'inoculation ou la non-inoculation, seule manière d'établir quelque chose de précis. Pour admettre un germe dans certaines maladies et le rejeter dans d'autres, on ne peut, certes, se contenter de ce que les premières se gagnent toujours, tandis que la transmission des autres est soumise à diverses éventualités; car, entre ces deux points, existent des intermédiaires si nombreux qu'on ne saurait s'arrêter à l'un plutôt qu'à l'autre, sans l'arbitraire le plus flagrant. Que dire de la distinction des corps en vivants et en non vivants, pour établir la contagion ou l'infection, celle-là n'ayant jamais lieu que par les premiers, celle-ci pouvant se produire, et par les corps vivants, et par les corps morts ? Puisque, dans certains cas, les deux modes de propagation ont pour origine les corps doués de vie, quelle sera la différence, dans ces cas, entre la contagion et l'infection? Elle sera nulle. Cette distinction d'ailleurs n'est point exacte, la contagion pouvant naître d'un corps mort. L'on conçoit très-bien, en effet, que le pus recueilli dans les pustules varioliques d'un cadavre frais, puisse servir à l'inoculation puisqu'il conserve long-temps son efficacité, placé entre deux plaques de verre.

Quant a établir que les maladies contagieuses, une fois produites, se propagent d'elles-mêmes, contrairement aux maladies infectieuses qui ont besoin de la persistance de la cause sous l'influence de laquelle elles sont nées, c'est une chose qui offre matière à discussion. Et d'abord, les maladies infectieuses peuvent, dans certaines occurences , se propager d'elles-mêmes , loin de la cause qui les a produites. Ainsi, un groupe d'hommes gagne la dyssenterie dans un lieu étroit et rempli de matières en putréfaction ; on les évacue sur un hôpital éloigné et placé dans des conditions satisfaisantes de salubrité , et bientôt , si les dyssentériques sont entassés avec d'autres sujets, ceux-ci gagnent la maladie, laquelle, ce me semble , se propage très-bien , loin de sa cause primitive. Si l'on m'objecte qu'il y a ici un nouveau foyer , je ferai observer que la même supposition est applicable à la rougeole qui , alors, naîtrait bien par germe , mais se propagerait par infection. Ensuite , il n'est point exact de dire, même généralement , que certaines maladies, une fois nées , se propagent par leur seule force de re-production , indépendamment ou à peu près , des cir-constances de temps , de lieux , d'encombrement , des constitutions atmosphériques et des autres agents hy-giéniques généraux. Cette opinion n'est pas même ad-missible pour les maladies inoculables ; le fût-elle , elle ramènerait ces auteurs au système de M. Nacquart, dont ils ne veulent pas. Au reste, elle a trouvé oppo-sants tous les bons esprits de nos jours et , parmi ceux que nous avons cités , MM. Rochoux , Dubois d'A miens, Bouillaud, Schnurrer (1) avait déjà dit que , pour qu'une matière contagieuse, quelle que soit sa na-ture , se mette en jeu , il faut une cause générale dé-terminante, sans laquelle son action ne peut avoir lieu.

_____

(1) Schnurrer. *Matériaux pour servir à une doctrine générale sur les épidémies et les contagions* , traduction de MM. Gasc et Breslau , n° 68.

Dans MM. Gasc et Breslau (1), le Prédour (2), dans Fodéré (3), Pringle, on trouve également que l'encombrement, l'énergie de la maladie influent fortement sur sa propagation par contagion. M. Rochoux ne laisse rien à désirer sur ce point, en admettant des maladies à germe facilement destructible et ayant besoin du concours de diverses circonstances pour se perpétuer. Les collaborateurs du compendium de médecine pratique, insistent surtout sur la nécessité d'une disposition convenable de l'individu à affecter.

Ayant fait porter nos aperçus critiques sur les principes des quatre auteurs que nous avons en vue, nous n'avons pas besoin de reprendre en particulier ce que dit chacun d'eux. Nous ne pouvons cependant nous empêcher de citer quelques résultats d'Ozanam. Par lui la fièvre typhoïde est rangée parmi les maladies contagieuses, le typhus parmi les infections; la variole figure dans les deux ordres de maladies contagieuses, et, de plus, dans les infectieuses ; car, ajoute-t-il, digne conclusion ! « Une maladie peut être à la fois épidémique, contagieuse et infectieuse. » Où donc est la rigueur, l'exactitude ? Mieux valait ne pas diviser les maladies du tout.

Les auteurs que nous avons cités, comme représentant le troisième genre d'opinion, sont arrivés à des résultats qui ne nous satisferont guère davantage.

(1) Préface du même ouvrage, *pag.* 13 , 15.

(2) Le Prédour, Loc. cit., *pag.* 11

(3) Fodéré. Loc. cit. , *pag.* 192 , 217 et *Traité de médecine légale et d'hygiène*, tom. v, *passim.*

Parlerons-nous de Hufeland ? Il confond la contagion et l'infection.

Pour ces auteurs, ce qui constitue le caractère distinctif de la contagion, c'est l'existence d'une matière contagieuse, d'un germe, non pas préexistant de toute nécessité à la maladie, puisqu'il y a des affections qui, nées de causes ordinaires ou de causes infectieuses, peuvent se propager par contagion. Mais, comme ce germe ne peut être démontré que dans les maladies inoculables, je demanderai ce que cette manière de voir nous offre de plus que celle de M. Nacquart, en fait de choses positives, susceptibles d'expérimentation. M. Rochoux nous fait juge de son embarras, quand il établit ses maladies contagieuses à germe facilement destructible ou manquant de germe. Il avoue lui-même l'impossibilité de constater le fait qu'il prend pour point de départ. Fodéré, M. Anglada arrivent, dans le cours de leur œuvre, à des résultats trop eloignés de leur énoncé, trop rapprochés des nôtres pour que nous ayons le courage de critiquer leur définition. Quant à M. Bouillaud, il donne une définition qui comprend toutes les maladies transmissibles. — Nous verrons tont à l'heure qu'il tend fort à nous donner raison. M. Chabrat (*pag.* 15), distingue deux espèces de contagion : la contagion par virus et la contagion par miasmes. Or, il entend par miasmes, les émanations délétères des substances organisées en putréfaction ; ils sont le résultat de simples phénomènes chimiques. Il appele ainsi contagion l'infection des auteurs. M. Breton reconnaît une classe de maladies pseudo-contagieuses, lesquelles paraissent répondre à nos infectieuses.

Nous avons passé en revue les diverses opinions rélatives à la contagion et nous avons démontré qu'aucun des auteurs qui ont voulu conserver la grande dichotomie nosologique ou la triple scission des maladies en contagieuses, infectieuses et non transmissibles, n'est arrivé à ses résultats acceptables. Nous ferons bientôt voir que la plupart d'entre eux tendent positivement à nos opinions, et que les plus avancés viennent ainsi s'engager dans les contradictions les plus flagrantes avec eux-mêmes. D'où cela peut-il provenir ? Du vice radical que nous avons signalé. On sent le besoin d'une nouvelle théorie sur la contagion, et nous retrouverons les principaux éléments de celle dont nous allons poser les jalons dans des auteurs aujourd'hui dédaignés ou crus arriérés.

Une affection en voie de progrès, siégeant dans une partie d'organe, tend à envahir les autres parties. Un organe étant malade, son limitrophe continu ou contigu est fort disposé à gagner le même mal. Il arrive enfin que ce sont des organes éloignés qui viennent à se prendre. Or, de même que, une maladie existant dans une partie de l'économie humaine, c'est une affection de même espèce qui tend à se reproduire ailleurs (abstraction faite de causes morbifiques nouvelles) , ainsi, les relations d'un individu malade avec un individu sain, tendent à la communication de la maladie qui affecte le premier.

Une affection, d'abord limitée, n'a pas besoin d'une grande énergie pour envahir tout l'organe ; il lui faut plus d'intensité pour envahir l'organe voisin ; pour qu'elle repullule dans les lieux éloignés, il faut que la

constitution de l'individu soit imprégnée d'une tendance
à la maladie ou, plus positivement parlant, qu'il soit
survenu une certaine modification dans nos liquides.
Enfin, pour que l'affection soit transmissible d'individu
à individu, il faut diverses circonstances qui ne diffèrent
des premières *qu'en plus*, il faut qu'une profonde modification soit survenue dans nos liquides, modification
produite par une sorte de corruption putride, pour
nous servir d'une expression vieillie qui ne préjuge rien,
ou par une affection de nature subtile, ainsi que disait
Hufeland, mot qui se traduirait probablement par spécifique. Cette dernière condition, la spécificité, pour
peu qu'elle soit marquée, implique toujours la première,
la modification profonde des humeurs ; la réciproque
est beaucoup moins générale.

« Le travail de la vie », a dit Fodéré (1), et cela n'é-
tait point neuf, « produit chez tous les animaux, parti-
culièrement chez ceux à sang chaud, une continuelle
exhalaison d'effluves particuliers ayant une odeur propre à chaque espèce, lesquels, dans l'état de santé, loin
d'être nuisibles à d'autres êtres sur lesquels ils s'atta-
chent, leur donnent souvent, au contraire, une nouvelle vigueur. L'on connaît depuis long-temps l'avan-
tage que retirent les vieillards de coucher avec des jeu-
nes personnes pleines de vie et de santé. Ce même travail, dans l'état de maladie, donne lieu à des émanations
de nature différente, et par conséquent nuisibles à ceux
qui les reçoivent. Il s'est opéré un changement dans les
fonctions naturelles et surtout dans les sécrétions, les-

(1) Fodéré, *Loc. cit.*, pag. 209. V. aussi Ozanam.

quelles ne sont plus ou s'exécutent d'une manière pénible et irrégulière. » On conçoit, d'après cela, qu'un sujet malade, enfermé dans un local étroit dont l'air n'est point renouvelé, verra sa maladie empirer par une sorte de condensation de cette maladie, qu'on me passe l'expression, et cela non à cause des changements chimiques survenus dans l'air par l'acte de la respiration, mais par le fait de l'accumulation des effluves incessamment exhalés. Fodéré, Ozanam, etc., citent des cas fort propres à corroborer cette vue. On conçoit également qu'une sorte d'échange, de travail d'équilibration s'établisse entre deux sujets mis dans des rapports convénables. Cet échange pourra être utile, la santé, au dire de Perlinus même, étant contagieuse comme la maladie. Cela est su de longue date : Le roi David, vieux et débile, dit l'Ecriture, se faisait réchauffer chaque nuit par une jeune fille, et il ne la *connut jamais*. Si l'un des sujets est malade, au contraire, l'autre sujet, continuellement exposé aux exhalations morbifiques, en éprouvera de funestes résultats. L'existence de ces effluves, propres à chaque maladie, pourrait difficilement être révoquée en doute, car, non-seulement nous connaissons des effets tendant à nous faire croire à la cause, mais nous pouvons, dans certaines occasions, apprécier le fait même à l'aide de nos sens. Ainsi, Fodéré prend soin de nous dire quelle est leur odeur dans quelques maladies.

Cela étant accepté, toutes les maladies auront donc la communicabilité en puissance, mais toutes ne serout pas transmissibles ou ne le seront que dans certaines circonstances que nous tâcherons d'apprécier. Je dis.

transmissibles , car les mots contagion et infection qui , sous la plume des auteurs, expriment souvent une seule et même idée , doivent nécessairement être abandonnés, employés du moins dans le sens qu'on leur donne. Je ne tarderai pas à faire la part de l'ordre de faits auquel je pense qu'on doit conserver le nom d'infection. Mais, revenons à l'appréciation des circonstances qui font la transmissibilité plus ou moins facile. Seront facilement communicables les affections dont le caractère est de donner naissance à la corruption putride de nos humeurs ou , si l'on aime mieux, à un changement de crase spécial, à des modifications profondes de nos liquides. Frascastor attachait déjà la plus haute importance à cette corruption putride , mais il ajoutait qu'il fallait en outre la possibilité de la production d'un germe.

Nous avons vu la part que lui faisait Hufeland ; Perlinus , Raymond (1) pensaient de même ; M. Ch. Anglada , de nos jours , ne lui concède pas un rôle moins important. La subtilité ou , si l'on veut , la spécificité d'une maladie , état qui implique toujours un changement notable des humeurs , l'introduction, dans le cours de la circulation , d'éléments étrangers ou une modification de composition, constituera une grande probabilité de communication de la maladie. Si , dans ces affections spécifiques , il y a un travail localisateur dont le but est l'évacuation de l'agent morbide rendu saisissable par son incorporation à un liquide quelconque , normal et pathologique, on conçoit aisément que sa transmission

---

(1) Raymond , *Dissertation sur la peste qui a désolé la ville de Marseille pendant les années 1720 et 1721; etc.*; Avignon, 1721.

pourra se faire artificiellement et avec plus de certitude de réussite. D'autres groupes seraient formés par les maladies qui n'atteignent pas aussi facilement et non plus d'emblée ce degré de généralité, qui parviennent moins communément à produire ces modifications profondes, caractère des premières. Chacun de ces groupes sera constitué en prenant en considération la plus ou moins facile généralisation de la maladie. Dans ces cas, le concours de certaines circonstances, de divers adjuvants sera nécessaire pour la transmissibilité ; tels seraient l'encombrement, l'énergie de la maladie, le mauvais état du sujet à contagier, les rapports intimes et continus, etc. La haute température du climat serait probablement une cause favorable à la communicabilité. Nous savons, en effet, que, par l'exposition à la chaleur, la respiration pulmonaire et cutanée augmentent d'énergie au détriment de quelques autres sécrétions, de l'élaboration urinaire, entr'autres. Cela nous expliquerait pourquoi ce sont surtout les médecins du midi qui prétendent que la phthisie est transmissible par la cohabitation. Pour le dire en passant, cette croyance s'est glissée jusque dans la Faculté de Strasbourg (prof. Rameaux, etc.).

Voici l'essai, fort incomplet sans doute, des degrés que je crois devoir être admis dans la communicabilité des maladies : 1° Maladies à peu près constamment transmissibles. Elles paraissent dépendre d'une intoxication primitive de toute notre économie ou d'une modification spécifique survenue dans nos liquides; ce sont celles auxquelles Hufeland accorde l'essence la plus subtile. Elles répondent à peu près aux contagieuses par

germe de **M**. Rochoux , aux contagieuses non habitueuses de Ozanam , aux contagieuses à virus fixe de **M**. Anglada , aux contagieuses à virus spécial de Fodéré , etc.
Ce serait la variole , la rougeole , la scarlatine , la rage,
la morve , la syphilis , le charbon , etc. 2° Maladies
transmissibles quand elles sont arrivées à une certaine
intensité , ou bien quand les individus sont entassés ou
dans de mauvaises dispositions ; produites également par
une modification primitive de nos humeurs, modification
moins primitive , moins spécifique ; ce sont à peu près
les contagieuses sans germe ou à germe destructible de
M. Rochoux; les habitueuses de Ozanam, etc. Ce groupe
contiendrait la classe nombreuse des typhus. 3° Maladies
dépendant ou non d'une affection primitive générale ,
mais ayant assez peu profondément altéré nos. liquides
pour que la réunion de plusieurs individus malades ,
jointe à une certaine intensité de l'affection, ou bien des
rapports fréquents aidés quelquefois d'une haute température , soient nécessaires pour la transmission de la
maladie. Ici se rangeraient la dysenterie , communica-
ble par l'encombrement , par l'exposition aux émanations des matières fécales ; l'eczéma qui, selon Biett, se
communique par le coït; la phthisie qui se gagne par la
cohabitation conjugale , surtout dans les pays chauds.
4° Maladies locales de diverse étendue affectant difficilement toute notre économie. Lorsque ces affections ,
arrivées au plus haut degré d'intensité , tendent à se gé-
néraliser, elles revêtent souvent un autre caractère , le
caractère de putridité , comme cela s'observe dans la
pneumonie , la gastro-entérite , l'érysipèle compliqués
d'état typhoïde (1).

(1) Les phlegmasies se trouveraient rangées dans cette classe.

Je répéterai que je ne présente nullement ceci comme une classification méthodique complète, bien tranchée dans chacune de ses quatre grandes divisions ; je ne prétends même pas que certaines maladies ne doivent figurer que dans un groupe, dans toutes les circonstances; car, selon les occurrences, selon le concours ou l'absence de certaines conditions, la contagionité est plus ou moins marquée. J'avouerai même que je serais peut-être embarrassé s'il fallait classer toutes les maladies dans ces quatre groupes, et j'ai intérêt à faire cet aveu, car il est la conséquence forcée de la loi que nous avons cherché à établir, savoir, que les maladies constamment contagieuses et celles qui ne le sont que rarement, ne sont que deux extrêmes liés par une infinité d'intermédiaires qui conduisent de l'un à l'autre.

Quoi qu'il en soit de notre essai de classification, nous croyons que notre manière de voir peut rendre compte, d'une façon satisfaisante, des divers degrés, des différentes éventualités de transmission des maladies. Nous entrerons dans quelques explications seulement, dans le but d'aller au-devant d'objections possibles.

Certaines névroses se communiquent quoique n'impliquant aucune modification de nos liquides, mais ceci n'est aucunement de nature à nous mettre en défaut Toutes ces névroses peuvent prendre naissance sous l'in-

Mais une phlegmasie peut donc devenir contagieuse ? Pourquoi non ? M. Gosse de Genève, va plus loin et dit s'être assuré par de nombreuses recherches, que les maladies inflammatoires peuvent seules être contagieuses.

9ᵉ Session du Congrès scientifique de France ; Lyon, 1842, tom. 11, pag. 260.

fluence d'une impression morale appropriée ; or, l'individu affecté joue entièrement le rôle de cette cause sur l'individu sain. Les auteurs ont invoqué l'imitation pour se rendre compte du développement de ces névroses, tandis que la simple relation de cause determinante ordinaire et d'effet produit ,e st la seule chose qui doit être prise en considération.

La gale est éminemment contagieuse et devrait figurer, nous dira-t-on , dans notre premier groupe, dans nos maladies provenant d'une intoxication primitive de toute notre économie ou d'une modification spécifique survenue dans nos liquides ; or, la gale ne remplit pas ces conditions. Cette objection est de même nature que la précédente. Nous y répondrons avec une égale facilité en analysant le fait brut de gale communiquée d'un individu à un autre. La gale n'est pas contagieuse comme la variole ,. la scarlatine ; en un mot., la maladie ne se communique pas , en ce sens que nous n'avons pas ici un fait accompli , un état pathologique déterminant un même état sur une autre constitution. Voici ce qui se passe : Un individu sain se mettant dans des rapports convenables avec un galeux se trouve bientôt sous l'influence de la cause qui a déterminé la gale chez le premier et cette influence produit chez lui les mêmes effets. Chacun connaît l'histoire de l'acarus-scabiei. Les choses se passent absolument comme dans le cas suivant : un essaim d'abeilles se précipite sur un individu et le couvre de piqûres ; un autre individu accourt près de lui et bientôt éprouve les mêmes accidents. Les deux faits sont pareils, seulement les phénomènes qui se passent dans l'accomplissement du dernier sont plus séparés, plus visibles.

Les maladies inoculables nous fourniront aussi le sujet d'une note explicative. Dans la variole, par exemple, tout notre organisme imprégné d'une matière spécifique, toutes nos humeurs modifiées, changées de crase ne peuvent manquer de donner naissance à l'émanation d'effluves également spécifiques ; mais il y a, en outre, un travail de localisation de l'agent morbide. Rien ne nous étonnera, par conséquent, quand nous verrons une parcelle de l'humeur chargée de virus, ou bien, pour ne rien préjuger, de l'humeur modifiée de manière à constituer ce virus, quand nous verrons, dis-je, cette parcelle saisissable par nos moyens et susceptible d'une application artificielle certaine sur une surface absorbante, produire à volonté les effets que les simples effluves d'une autre maladie amènent d'une manière plus éventuelle. Cette localisation et ses caractères ne sauraient être négligés sous peine de perdre de vue un point important ; c'est à son aide que nous avons, en partie, expliqué les différences de contagionité de la fièvre typhoïde et de la variole dont on l'a rapprochée. Qu'on nous permette de citer, à ce sujet, un paragraphe de notre thèse inaugurale (1).

« Pour qu'une maladie puisse se communiquer par contagion, il faut qu'il s'établisse des rapports plus ou moins directs, mais enfin, pas trop éloignés, entre le sujet qui s'expose et les éléments de la maladie qui doit se transmettre. Dans les deux classes d'affection que nous rapprochons, variole, scarlatine, rougeole, etc.,

______

(1) F. Jacquot, *Recherches pour servir à l'histoire de la fièvre typhoïde*. Thèses de Montpellier ; in-4° de 120 pages. Voyez pag. 69.

d'un côté, fièvre typhoïde, de l'autre, la contagion partira des boutons varioliques, des plaques scarlatineuses
et morbilleuses, d'une part, de l'éruption intestinale,
d'autre part, de plus elle partira également des deux
côtés des exhalaisons cutanées, pulmonaires et des diverses sécrétions, voies par lesquelles la nature tend
aussi à éliminer l'agent toxique sans préjudice de son
lieu de prédilection. Sous ce dernier rapport, les deux
germes de maladies sont parallèles ; mais combien ne
diffèrent-ils pas sur le premier point de vue. D'abord,
on n'exigera pas que la fièvre typhoïde soit transmissible
à volonté, comme le sont, par l'inoculation, la variole
et la syphilis, la rage et le charbon, par exemple, dans
lesquels l'agent toxique s'incorpore en assez grande
quantité avec un liquide pour se rendre, pour ainsi
dire, vénéneux ; à moins pourtant, ce que je ne pense
pas, qu'on ne compare, avec M. Giannani, les pétéchies
aux pustules varioliques. Mais, écartant toute idée
d'inoculation, ne voyons-nous pas que les rougeurs scarlatineuses et morbilleuses parsèment la périphérie du
corps, tandis que les plaques elliptiques sont cachées
dans les profondeurs de l'intestin ? Nous ne devons pas
nous étonner, puisque c'est dans l'ordre logique des
choses et qu'on peut le déduire même *à priori*, que la
fièvre typhoïde exige, par sa transmission, des circonstances dont se passent les fièvres éruptives à éruption
externe. Une chose pourrait peut-être faciliter la transmission des typhus en les mettant dans les mêmes conditions que les fièvres éruptives ; ce serait l'autopsie ca-
davérique. Or, Poissonnier-Desperrières nous apprend
que, dans l'épidémie qu'il observa, tous les médecins

qui firent des autopsies succombèrent dans les trois jours. »

Terminons l'exposition de nos idées sur la transmissibilité des maladies par quelques mots, que nous avons déjà promis, sur l'infection. L'infection, comprise dans le sens des auteurs, est entièrement inacceptable; mais nous pensons qu'on doit conserver ce mot pour désigner un autre ordre de phénomènes. M. Audouard, l'un de ceux qui ont le mieux défini l'infection est pourtant fort éloigné de nous, à ce sujet. « On doit entendre par infection, dit il, l'action d'un air corrompu qui produit une maladie indéterminée et, dans ce cas, l'air est dit corrompu, parce qu'il est imprégné d'une certaine quantité d'effluves marécageux, de miasmes ou d'émanations putrides qui ne sont point le résultat d'un travail morbifiques et qui ne contiennent pas le germe d'une maladie formelle. » D'après cela, M. Audouard ne devait pas ranger dans l'infection les maladies, les complications, l'état typhoïde gagnés dans une salle remplie de typhisés, cholériques, dysentériques, pneumoniques et autres, puisque les émanations qui s'en dégagent sont bien le résultat d'un travail morbifique. Mais, ce qui est plus étrange, comment parle-t-il des effluves marécageux à propos d'infection, lui qui ne donne le nom d'infectieuses qu'aux maladies produites par une influence non douée de la faculté de donner naissance à une affection déterminée ? Or, nous savons que les exhalaisons paludéennes sont la cause déterminante de fièvres intermittentes.

Nous restreindrons le mot infection à signifier le développement d'une maladie quelconque chez un sujet

placé dans un lieu rempli d'émanations d'individus af-
fectés de diverses maladies. Et même, dans ce cas ,
quoique fort limité , la contagion ne sera pas une chose
bien tranchée , bien indépendante, douée d'une existence
à part , car, le plus souvent , l'individu ainsi soumis à
un grand nombre d'émanations variées , sera affecté par
une seule d'entre elles, par celle qui provient de la maladie dominante , épidémique , spécifique , etc. Mais ,
quoi qu'il en soit , nous refusons le nom d'infection aux
maladies nées sous l'influence paludéenne et dans tout
foyer où croupissent des matières organisées en putréfaction. Nous ne voyons ici que des causes spéciales sem-
blables à celles de toute autre affection.

Maintenant prouvons , comme nous l'avons annoncé ,
que notre théorie n'est aucunement révolutionnaire et
que nous n'avons fait que poser nettement, franche-
ment et sans retour sur nous-même , ce que les autres
n'ont dit qu'en hésitant, ou bien, plutôt, ce qu'ils avaient
dans l'esprit et laissaient échapper de temps en temps de
leur plume , tout en protestant de leur innocence et de
leur fidélité aux anciennes croyances. Pour arriver à
cette démonstration , nous n'aurons qu'à citer divers
passages d'auteurs que nous connaissons déjà pour la
plupart , et ces passages, dans lesquels ils se contredi-
sent et se combattent eux-mêmes , nous ferons voir , en
outre, combien est illusoire un principe duquel on peut
tirer des conséquences opposées aux déductions qu'il a
la prétention de pouvoir fournir.

Hildenbrand (1) parle d'un typhus qui se développe à

____

(1) Hildenbrand , *Du typhus contagieux* ; trad. de M. Gasc ,
pag. 237.

certaines conditions requises, de nature infectionnelle,
sans être produit par une contagion préalable, mais qui
peut ensuite se répandre sur d'autres individus par une
contagion subséquente. M. Le Predour (1) dit : une fièvre simple dans son principe, dégagée de toute espèce
de complication, n'offrant qu'une indication curative facile, peut passer à l'état épidémique et se terminer par
être contagieuse.

M. de Champesme (2) reconnaît des maladies contagieuses virulentes et miasmatiques et des maladies qui
ont ces deux caractères à la fois. Les miasmes sont reproductibles et contagieux ou bien irréproductibles. Il
établit ensuite que ces derniers peuvent, dans certaines
circonstances, devenir reproductibles; qu'ils sont contagieux dans certains pays et ne le sont pas dans d'autres.

Fodéré (3), l'un des auteurs qui ont le plus conscien-
cieusement étudié ce sujet, nous donne entièrement gain
de cause en maint endroit. « Je ne sais trop, dit-il,
quelle maladie interne peut ne pas produire le principe
contagieux dans quelques circonstances. » Plus loin,
que la peste naît d'infection dans la Basse-Égypte et se
propage ensuite par contagion, etc.

Écoutons M. Ch. Anglada (4), « que la contagion
n'a rien d'absolu; que loin d'être l'attribut constant et
exclusif de certaines maladies, il n'en est peut-être aucune à laquelle elle ne puisse se surajouter; comme

(1) Le Predour, *Loc. cit.*, pag. 11.
(2) De Champerme, *Thèses de Paris*. 1814; n° 151, pag. 24 et
passim.
(3) Fodéré, *Loc. cit.*, pag. 17.
(4) Ch. Anglada, *Loc. cit.*, pag. 28, 29 et 40.

aussi il n'est pas rare de voir des maladies, dont l'expérience a démontré la transmissibilité par contagion, se montrer dépourvues de toute aptitude à se propager par cette voie... Cependant je crois, ajoute-t-il, qu'on peut avancer, en thèse générale, que les maladies susceptibles de revêtir le caractère contagieux, sont celles qui s'accompagnent d'une dégénérescence humorale capable de donner naissance à des produits morbides qui, selon les circonstances, pourront transmettre à des personnes saines la maladie qui les a engendrés... » Ailleurs : « Ainsi, quand les partisans exclusifs de l'infection ont dit qu'une maladie, par cela seul qu'elle était infectionnelle, ne pourrait jamais être contagieuse, ils ont énoncé un principe qui est démenti par les faits qui se passent tous les jours sous nos yeux. »

Nous avons cité la phrase d'Ozanam : Une maladie peut être à la fois épidémique, contagieuse et infectieuse, comme la variole. Bien plus, le même auteur reconnaît une grande classe de maladies contagieuses infectieuses.

M. Rochoux (1) avoue que les deux causes morbifères, contagion et infection, se combinent souvent ensemble pour former un genre d'affections mixtes ; que certaines maladies, nées de causes extérieures d'infection, peuvent se communiquer d'individu à individu ; tandis que d'autres, dues au développement d'un germe, comme la variole, peuvent infecter ou contagier l'air ambiant ; enfin, que la peste paraît vraiment un intermédiaire entre les contagieuses essentielles et les infec-

____

(1) Rochoux, *Loc. cit.*, pag. 390.

tueuses qui jouissent peu ou pas du tout de la propriété de se transmettre.

M. Bouillaud (1) arrive à cette conclusion que , dans certains cas , il n'existe réellement pas de différence essentielle entre l'infection et la contagion , ce qui ne l'empêche pas, toutefois, de bien recommander l'ancienne dichotomie. Mais ce qu'a écrit M. Bouillaud est trop important pour moi pour que je ne le cite pas textuellement. Il établit d'abord que , dans une épidémie , une affection typhique nait le plus souvent sous l'influence de la cause générale , mais que les individus eux-mêmes deviennent des foyers d'infection , d'autant plus redoutables que l'accumulation est plus grande ; que si la transmission de la maladie d'un seul typhisé à des individus sains a pu être niée , on ne saurait le faire dans les circonstances citées. « Au reste, continue-t-il, remarquons que ce mode de communication rentre à la fois dans le système de la contagion et dans celui de l'infection. En effet , c'est bien un mode de contagion , puisque le mal est communiqué d'un individu qui en est atteint à un individu sain; mais ce n'est réellement qu'après avoir altéré l'air ambiant que le premier agit sur le second à l'égard duquel il joue , en quelque sorte , le rôle d'un véritable foyer d'infection.... En résumé , les foyers d'infection , sous le rapport qui nous occupe , peuvent être divisés en deux grandes classes , savoir : ceux qui proviennent de la présence de matières animales en putréfaction et ceux qui résultent de l'altération de l'air par les émanations qui se dégagent d'individus atteints de

(1) Bouillaud, *Loc. cit.* , pag. 427.

maladies miasmatiques. Ajoutons que ces deux genres de foyers d'infection se trouvent souvent réunis. On peut bien désigner sous le nom de contagion le mode en vertu duquel un ou plusieurs individus communiquent la maladie dont ils sont atteints à des personnes saines et sous celui d'infection le mode de transmission en vertu duquel des personnes sont frappées d'affection typhique pour avoir été exposées à l'influence d'émanations et de miasmes provenant de subtances animales en putréfaction ; mais on doit avouer , en même temps, que, dans le cas dont il est question , il n'existe réellement pas une différence essentielle entre la contagion et l'infection. La forme , l'activité des foyers morbifiques , si l'on peut ainsi dire , ne sont pas les mêmes; mais la manière dont ils agissent les uns et les autres est tout-à-fait semblable, et c'est pour cette raison que les uns et les autres produisent des phénomènes morbides du même genre. » Pour achever de nous démontrer qu'il n'y a rien de prouvé, M. Bouillaud nous apprend que certains auteurs ont donné le nom commun de contagion aux deux modes de transmission ci-dessus et ont appelé l'une vive, l'autre morte ; mais que d'autres , au contraire , M. Balme (1) , par exemple , les désignent sous le nom d'infection , l'une organique , l'autre inorganique. A quoi sommes-nous donc arrivés , puisque les uns appelent contagion ce que les autres nomment infection , *et vice versa* ?

M. le professeur Forget (2) consacre quelques mots à

(1) Balme, *De œtilogiâ gener. contag.; Lugduni* , 1809.
(2) Forget, *Traité de l'entérite folliculeuse* , pag. 461.

la question qui nous occupe. Pour lui, le principal caractère de la contagion et de l'infection, c'est d'avoir
leur source, la première dans l'individu, la seconde
hors des individus, ce qui revient, à peu de chose près,
au fond, à baser sa dichotomie sur la communication
par un corps vivant ou par un corps mort. Quelque
chose d'approchant avait été émis par le professeur Ho-
sack de New-Yorck (1) et adopté par le docteur Crisholm.
Quoi qu'il en soit, arrivé aux maladies qui ont embarrassé les auteurs, le professeur de Strasbourg sent le
besoin de transiger avec lui-même. Ainsi, la source des
émanations typhiques est bien dans l'individu, mais
elles ne deviennent pernicieuses que hors de lui, par le
fait de leur accumulation, de leur combinaison, de leur
fermentation, etc., ce qui ferait dériver le typhus de
l'infection. En un mot, le principe contagieux est déjà
contagieux lorsqu'il émane du corps; le principe infectieux contracte au-dehors ses propriétés délétères. Mais
quand il s'agit d'appliquer ses principes, M. Forget
avoue son impuissance. « Ce sont, dit-il, ces difficultés
vraiment futiles dans la pratique qui m'ont fait adopter
le mot communicabilité comme représentant la contagion et l'infection dans le cas douteux, » Plus loin :
« que les distinctions de contagion et d'infection ont au
fond peu d'importance. »

Voici un passage fort remarquable de MM. Monneret
et Fleury (2) : « Il ne nous est pas démontré... que telle
maladie qui ne jouit pas de propriétés éminemment con-

(1) Cité par Fodéré, *Loc. cit.*, pag. 230.
(2) Monneret et Fleury, *Loc. cit.*, tom. 2, pag. 464.

tagieuses lorsqu'elle sévit sur des individus isolés , ne devient pas virulente sous l'influence de circonstances particulières qui la rendent épidémique. Nous croyons que l'on peut répéter avec M. Caizergues (*Mém. sur la contagion de la fièvre jaune*), que la contagion est souvent un caractère accidentel et relatif qui , semblable à tout autre élément , peut se joindre à plusieurs maladies qui ne sont pas elles-mêmes contagieuses , tandis que cette faculté peut manquer dans celles qui le sont le plus souvent. Les faits se présentent en foule, comme arguments , en faveur de cette proposition. Nous pensons , avec M. Requin (*Encyclop. nouvelle* , pag. 22), que, si l'on veut se figurer la contagion comme quelque chose d'absolu , d'infaillible, d'inévitable, on ne la verra nulle part dans la nature. Aussi , sauf la petite vérole e la vaccine , il n'y a pas d'autre contagion qui n'ait ses détracteurs. » Ils la définissent : un mode de propagation des maladies , en vertu duquel un individu affecté communique son mal à un ou plusieurs individus qui sont placés dans une opportunité particulière pour la recevoir et qui eux-mêmes servent d'éléments de propagation à cette maladie dont les caractères restent , d'ailleurs , toujours identiques (1). » Dans la suite de leur ouvrage , les mêmes auteurs semblent quelque peu retomber , comme malgré eux , sous l'influence des opinions invétérées contre lesquelles ils se sont élevés naguères , quand ils cherchent à établir une base de distinction entre l'infection et la contagion ; celle-ci, selon eux , étant produite par un agent qui a besoin d'être éla-

____

(1) Monneret et Fleury, *Loc. cit.* , tom. 5 , pag. 180.

boré par un organisme ; celle-là , par une fermentation toute chimique étrangère à la vie. Cela est spécieux au premier abord , mais nous ne pouvons nous empêcher de regarder cette division comme illusoire , quand nous voyons ces estimables auteurs reconnaître qu'une maladie peut se développer par infection, devenir contagieuse ensuite et se transmettre comme telle ; que , d'un autre côté , la variole , d'origine contagieuse , se transmet souvent par une sorte d'infection ; et enfin , quand nous considérons le résultat ou plutôt l'absence de résultat auquel sont parvenus MM. Monneret et Fleury en recherchant l'origine primitive des deux genres de maladies , origine qui fait la base de leur dichotomie. Voici ce résultat : « Les maladies infectueuses ont été produites par un foyer d'infection , et les maladies contagieuses par une cause ignorée ou par une infection qui ne s'est plus reproduite depuis. M. Joseph Adam (1) avait déjà dit que la condition indispensable pour qualifier une maladie de contagieuse, c'est qu'elle remonte de chaînon en chaînon à une origine inconnue.

M. Bazin (2) a rangé les maladies contagieuses en trois groupes : 1° contagion à origine primitive ; contagion uniforme , constante : rage , variole , syphilis , etc. ; 2° contagions à origine première dans l'infection ; contagion variable du plus haut au plus faible degré : peste, typhus , fièvre jaune ; 3° contagions à origine dans les agents physiques ordinaires ou dans les constitutions atmosphériques : catarrhes épidémiques , dysenteries non compliquées de typhus , coqueluche.

(1) Cité par M. Ch. Anglada , pag. 19.
(2) Bazin , *Thèse pour l'aggrégation* ; Paris , 1835 , pag. 29.

M. Requin (1), sans remonter à la cause première de la contagion, mais considérant seulement son intensité, établit les groupes suivants : 1° maladies évidemment contagieuses, gale, variole, vaccine, rage, syphilis, rougeole, scarlatine, teignes faveuses, coqueluche, typhus, fièvre maligne, charbon épizootique; 2° maladies vraisemblablement contagieuses, choléra, peste, fièvre jaune, dysenterie épidémique, fièvre typhoïde, suette, croup vrai, angine gangréneuse, muguet malin des enfants; 3° maladies peu probablement contagieuses, phthisie pulmonaire, dartres. Nous avons entendu tout à l'heure ce que le même auteur pense de l'infaillibilité de la contagion.

Il est grand le nombre des auteurs qui, désireux d'avoir une opinion arrêtée et conforme à l'observation des faits, ont admis, au mépris de la théorie, que telle maladie est quelquefois contagieuse, d'autres fois non contagieuse. Ainsi pensent Lind, M. Audouard pour la fièvre jaune; Pringle, Grant, M. Chabrat pour les fièvres en général ; M. Forget (2) pour la fièvre typhoïde et la dysenterie; MM. Roche et Samson (3) pour les différents typhus; M. Vidal de Cassis (4) pour les maladies charbonneuses, etc., etc.

Je sens le besoin d'une courte pose pour reprendre haleine après cet exposé déjà long et que cependant j'aurais pu conduire beaucoup plus loin. On me pardonnera l'aridité de ces citations, si l'on veut bien considérer

(1) Requin, *Loc. cit.*
(2) Forget, *Loc. cit.*, pag. 514.
(3) Roche et Samson, *Path. méd. chir.*, tom. 6.
(4) Vidal, *Traité de path. ext.*, tom. 1, pag. 138 et seq.

leur haute importance et l'enseignement qui peut s'en déduire. Depuis Fracastor jusqu'à nos jours, les auteurs ont professé des opinions de plus en plus rapprochées des nôtres ; les plus modernes, comme nous l'avons déjà dit, ont positivement dans l'esprit ce que nous écrivons nettement ; mais, par une conséquence comme fatale de la nature et des procédés de l'esprit humain, l'empire des idées régnantes est une chose presque irrésistible, et les opinions adoptées par une génération ne changent pas tout à-coup par une révolution subite, mais se modifient graduellement. C'est ainsi que Prost et Caffin ont préparé Broussais, et que Pinel annonce encore que les fièvres sont des maladies du principe vital, tout en leur donnant des noms pris des organes dans lesquels il tente de les localiser.

Je terminerai en recherchant si l'admission de mes principes ne conduirait pas à des conséquences erronées quant à la prophylexie, à l'hygiène générales. Or, sous ce point de vue élevé, nous arrivons aux conséquences auxquelles sont parvenus les meilleurs esprits de nos jours après les nombreuses erreurs nées du système de Fracastor ; je dirai même que ces conséquences découlent forcément de nos principes, tandis qu'elles ne sont pas la déduction aussi naturelle, aussi logique des idées généralement admises. Si l'on a affaire à l'une des maladies que nous avons rangées dans notre premier groupe, il sera bon de séquestrer les individus, mais seulement dans le cas où cela pourra se faire sans accumulation des malades, c'est-à-dire, quand les sujets sont peu nombreux. Cette séquestration ne sera pas tellement rigoureuse qu'on ne puisse permettre de visi-

ter les sujets de temps en temps , surtout si l'on a soin
de tenir l'appartement aéré. Si l'on suivait exactement
le système quarantenaire, le système d'isolement absolu,
lors d'une épidémie, la réunion des individus imprime-
rait à celte épidémie un terrible redoublement , et
quand, par une circonstance difficile à éviter , l'étincelle
du mal viendrait à s'échapper du foyer où on l'aurait at-
tisée , les populations voisines en seraient les victimes.
Si les affections sont de celles qui se rangent dans nos
deuxième et troisième classes , il est évident que, loin
de réunir les malades pour les tenir à part , il faudra les
éparpiller, les disséminer, car nous savons que ces maladies exigent, pour devenir transmissibles , des circonstances parmi lesquelles l'encombrement occupe une
place fort importante.

Je ne m'étendrai pas davantage sur les applications
de notre théorie ; elles en découlent si facilement , si
clairement que ce travail peut être fait sans peine par
chacun.

Félix JACQUOT.

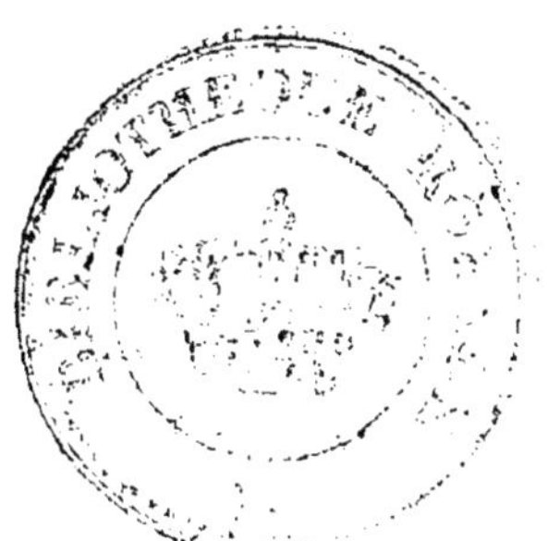

ERRATA.

Pag. 2 , ligne 12 ,		ces dissentions , je ne
	lisez	ces dissenlions ; je ne
Pag. 9 , ligne 19 ,		à l'air , excepté
	lisez	à l'air, « excepté
Pag. 11 , ligne 13 ,		distance. Exemple
	lisez	distance, exemple
Pag. 11 , ligne 32 .		pag. 33
	lisez	pag. 38
Pag. 14 , ligne 9 ,		destructibles , telles
	lisez	destructibles ; telles
Pag. 14 , ligne 29,		1822.
	lisez	1832.
Pag. 17 , ligne 24 ,		Bouillaud , Schaurrer
	lisez	Bouillaud-Schaurrer
Pag. 17 , ligne 30 ,		n° 68
	lisez	page 63
Pag. 19 . ligne 22 ,		transmissibles. — Nous
	lisez	transmissibles. Nous verrons

www.ingramcontent.com/pod-product-compliance
Ingram Content Group UK Ltd.
Pitfield, Milton Keynes, MK11 3LW, UK
UKHW021001120726
13693UKWH00004B/1755